# CONSIDÉRATIONS

SUR

# L'HISTOIRE MÉDICALE ET STATISTIQUE

DU

# CHOLÉRA-MORBUS

## DE PARIS,

PAR P. CAFFE,

INTERNE À L'HOPITAL DE LA PITIÉ

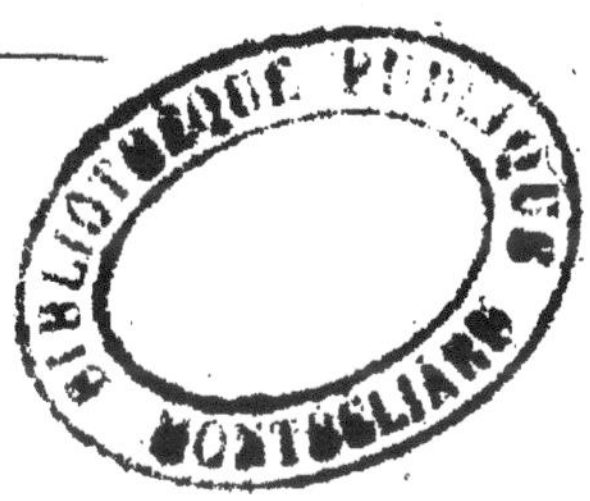



Paris,

IMPRIMERIE D'HIPPOLYTE TILLIARD,

RUE DE LA HARPE, N° 88.

Mai 1832.

*Extrait du Journal universel et hebdomadaire de Médecine et de Chirurgie pratiques et des Institutions médicales.*

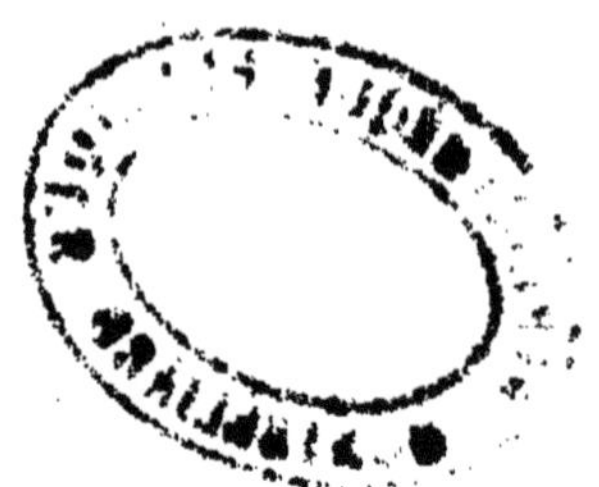

# CONSIDÉRATIONS

## SUR L'HISTOIRE MÉDICALE ET STATISTIQUE

DU

# CHOLÉRA-MORBUS

## DE PARIS.

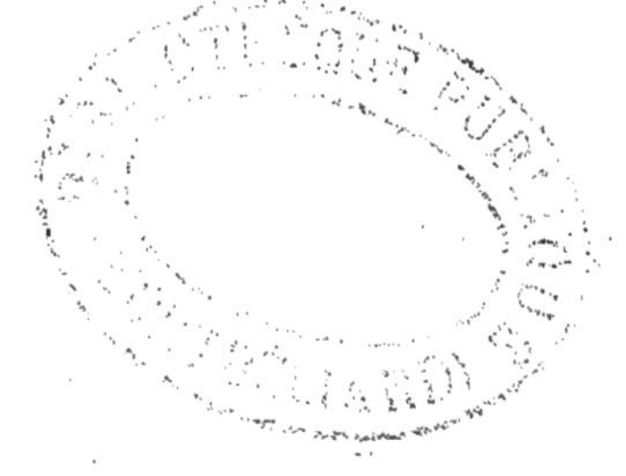

Je fais tirer à quelques exemplaires mes considérations sur l'histoire médicale et statistique du choléra-morbus de Paris, pour me procurer le plaisir de les offrir à mes collègues; mais je préviens que j'abrège ici des publications que je destine uniquement au Journal universel hebdomadaire de médecine et de chirurgie pratiques et des institutions médicales, et que je viens de faire insérer dans plusieurs numéros successifs de ce journal.

# CONSIDÉRATIONS

## SUR L'HISTOIRE MÉDICALE ET STATISTIQUE

# DU CHOLÉRA-MORBUS

## DE PARIS.

---

*Difficulté d'écrire l'histoire médicale. Importance de ce travail, spécialement pour les maladies épidémiques, plus meurtrières en raison directe de l'ignorance du peuple.*

Rien n'est plus difficile que d'écrire l'histoire, lorsqu'on ne veut que la vérité, mais toute la vérité. Par l'histoire contemporaine, on peut conclure au peu de confiance que mérite celle du passé. Il en est bien autrement encore lorsque l'histoire doit s'occuper de la science médicale et de ses résultats pratiques. Chaque théorie, chaque médecin veut s'appuyer sur des faits; il les appelle à son aide et les voit à sa manière, et vous répète qu'il a vu, qu'il a observé: c'est moins là ce dont il faut s'enquérir que de son aptitude à voir, à observer: *Non licet omnibus adire Corinthum.* Qu'y a-t-il d'étonnant que le médecin ne confesse pas ses fautes? On ne peut avouer des erreurs que l'on accuserait de meurtre. Puis encore vient s'ajouter la nécessité de défendre un système, quelquefois votre enfant de prédilection; car l'on n'a pas reconnu que le bon sens de la médecine fût dans l'exclusion de tout système, ce qui en constituerait encore un autre. D'ailleurs, ce n'est pas le médecin qu'il faut accuser, mais la science elle-même, qui ne peut arriver à une certitude mathématique: elle a cela de commun avec toutes les connaissances humaines, qui ne sont soumises à d'autres calculs qu'à celui des probabilités.

Dans cette conjoncture, pour l'intérêt de la science et pour celui de la vie des hommes, chaque médecin doit apporter son contingent et poser une pierre à l'édifice, en attendant l'architecte qui en ordonnera et comprendra l'exécution : peut-être le moment en est-il rapproché. Aujourd'hui la médecine, qui compte au nombre de ses adeptes les hommes les plus instruits de l'Univers, vient de rappeler son importance et d'assurer son triomphe, dans la malheureuse épidémie de choléra-morbus. Plus grands encore auraient été ses succès, si l'instruction, plus répandue, eût mieux apprécié ses services ; cette instruction vraie, qui anéantit le charlatanisme et fait briller le mérite. S'il est, en effet, quelque moyen de rendre l'homme meilleur, c'est dans la médecine qu'il faut le chercher (Descartes). Mais l'instruction seule peut faire apprécier cette vérité, que confirment trop souvent les différentes épidémies plus ou moins meurtrières, et portant constamment leur action sur la portion la plus ignorante du peuple, sur celle qui est la plus imbue de préjugés, qui jamais n'a compris les règles de l'hygiène, qui reste d'une incurie complète au moment de l'invasion de la maladie.

L'on me dit que les riches n'en sont pas exempts : la première condition d'hygiène, c'est l'aisance, et non pas la fortune. En outre, toute maladie épidémique se propage et rayonne au-delà de son foyer primitif; mais sa première proie saisie, ses ravages sont bien moindres. Combien peu de personnes marquantes ont succombé? Les journaux les nomment avec leurs titres; mais le peuple est-il seulement compté? Je sais que l'autorité, effrayée par des morts si brusques, a voulu, quoique tard, remédier à son insouciance des avis médicaux; elle a spontanément constitué des bureaux de secours : le zèle des médecins ne pouvait se démentir, l'estime publique les entoure. Cette récompense doit leur suffire; pour toute autre, ils se rappelleront le proverbe italien :

*Passato il pericolo, gabatto il santo.*

(Passé le danger, on se moque du saint.)

S'il fallait encore d'autres motifs pour établir l'importance des services rendus par les médecins, dans cette circonstance, j'affirmerais que le choléra-morbus est la maladie que l'on guérit avec le plus de certitude, lorsqu'une médecine rationnelle l'attaque dans ses prodromes ; et que la plupart de ceux qui ont succombé, le doivent à leur faute. Je suppose, il est vrai, l'absence de maladies au moment de l'invasion : une secousse un peu forte fait écrouler un bâtiment lésardé Quelquefois cependant le choléra frappe sans prodromes, comme une attaque d'apoplexie foudroyante ; ces cas sont rares, plus de la moitié sont mortels, et ne se rencontrent ordinairement que lorsqu'une ville subit pour la première fois l'invasion de la maladie.

Persuadé comme je le suis, que l'on ne peut arriver à des conclusions satisfaisantes sur tout ce qui a trait aux épidémies principalement, que lorsque chaque médecin viendra payer son tribut d'idées et de recherches, faisant abstraction temporairement de tout travail antérieur et collectif, je dirai ce que j'ai pu déduire de mes observations.

*De la nature, de la cause, de l'ancienneté du choléra, de son origine, des conditions requises pour son développement.*

La nature de la cause du choléra n'est pas plus connue que celle de tout autre agent, qui ne se révèle à nous que par ses effets; c'est ce qui a lieu pour tous les corps. Apprécier et modifier les phénomènes qui se passent sur notre globe, est tout ce que peut prétendre l'homme : tâche immense, et pour beaucoup déjà remplie. Quant à l'ancienneté du choléra, je le crois de la même date que le monde. Comme la syphilis, il infecta par prédilection le peuple de Dieu; la Bible, dans deux endroits de l'Ecclésiaste, chap. 31 et 37, parle du choléra et exhorte à la tempérance : *Noli avidus esse in omni epulatione, et non te effundas super omnem escam ; in multis enim escis erit infirmitas, et aviditas approximabit usque ad choleram : propter crapulam multi cholerâ obierunt*, Celse, lib. IV. *In cholerâ simul et dejectio et vomitus est, intestina torquentur. bilis suprâ infrâque erumpit, primùm aquæ similis, sæpè etiamcrura manusque contrahentur, urget sitis, anima deficit.* Chez les Indiens, le choléra fut connu de tout temps. Le livre antique *Chintamani*, dont l'auteur était adoré comme Esculape chez les Grecs, fait mention de cette maladie en termes précis. Le berceau du choléra est plus spécialement dans l'Inde, sur les bords du Gange, où il semblai inamovible; mais depuis 1817, de *Zilla Jessore*, ville située à cent milles nord-ouest de Calcutta, comme deux grands bras, il s'est étendu à droite et à gauche, s'avançant par bonds jusqu'à nous : cette circonstance n'a rien d'analogue dans l'histoire. Son séjour, dans les lieux où il passe, est de durée indéterminée ; souvent il revient sur lui-même. A Madras, il a régné sept fois en dix ans. En 1822, à Astrakhan, le choléra s'y arrête et cesse de se répandre; sept ans plus tard, en 1829, il y revient de nouveau et continue sa marche. Le choléra ne suit pas non plus la direction des vents; mais il en est de même pour les fièvres intermittentes, qui règnent suivant les saisons, sans l'influence marquée des vents. Les causes du choléra ont donné lieu à une foule d'hypothèses: je ne veux en répéter aucune. Pour moi, c'est un empoisonnement atmosphérique. On a proposé et on a effectué l'analyse de l'air; on n'a rien découvert, on ne devait rien découvrir : la chimie n'agit que sur des masses comparées à la molécule qui tue. Tout le monde s'aperçoit de l'odeur du musc, qui imprègne une immense quantité d'air : je défie, jusqu'à ce jour, l'analyse la plus exacte de m'en démontrer la présence autrement que par l'odeur ; et tous les corps n'ont pas cette propriété. L'on ne peut croire que la cause du choléra épidémique, soit dans la manière de vivre des habitants. Depuis long-temps le bon peuple de Paris s'enivre à la barrière; qu'en résultait-il ? Mais aujourd'hui il en est bien différemment. Les animaux périssent aussi par l'épidémie. Trois conditions, en effet, sont nécessaires pour que le choléra-morbus se saisisse d'un individu : 1o le *nescio quid*, empoisonnement miasmatique, si l'on veut; 2o une prédisposition individuelle; 3o des circonstances de lieu, de nourriture, d'habitude, qui développent et favorisent cette prédisposition : ces trois conditions réunies, vous avez le choléra épidémique. Quant au choléra sporadique, il se déclare sans l'existence de la première condition, et offre, sous tout autre rapport, la plus grande analogie avec le choléra épidémique; et il est assez fréquent dans les grandes villes, pour que chaque année en offre des exemples. Il ne diffère pas non plus du choléra décrit par les anciens. Et à l'appui de cette opinion, je ne saurais résister à donner ici l'observation que j'ai recueillie, pendant que j'étais interne à l'Hôtel-Dieu, dans le service de M. Gendrin, août 1831.

*Observation de Choléra-morbus sporadique, que j'ai recueillie à l'Hôtel-Dieu de Paris. — Le malade, entré le 25 août 1831, sorti guéri le 2 septembre suivant* (1).

Maget (François-Michel), âgé de vingt-neuf ans, né à Paris, charretier à Neuilly, homme fort et vigoureux, d'un tempérament athlétique, cheveux bruns, ne faisant habituellement aucun excès, exempt de toute maladie antérieure. Le 25 août, comme de coutume, il avait déjeûné à cinq heures du matin, avec plusieurs personnes de la maison; il avait mangé une omelette, du pain, et bu un demi-setier de vin. Aussitôt après, il se met en route pour Paris, conduisant une voiture de légumes; à huit heures moins un quart, sans malaise précurseur, il ressent tout-à-coup des douleurs très vives à l'épigastre, suivies immédiatement de vomissements et de selles abondantes, qui se manifestent simultanément ; il a en même temps des crampes aux extrémités, sur-tout aux orteils, qui paraissent au malade se

(1) J'ai publié cette observation, dans les *Transactions médicales*, journal de médecine pratique, no de décembre 1831.

tordre et se briser ; évacuations par haut et par bas, très abondantes. Le malade se roule sur le pavé, vis-à-vis l'église Saint-Paul, rue Saint-Antoine, où il se trouvait pour ses affaires. Pour éviter les contusions, on le place sur un matelas, qui est apporté dans la rue : une officieuse spectatrice lui fait avaler deux à trois cuillerées d'élixir de longue vie : mouvements convulsifs, perte de la connaissance, qui ne reparaît que sur les midi. A onze heures, on transporte le malade à l'Hôtel-Dieu : froid général ; selles sanguinolentes, liquides, aqueuses, très fétides, séreuses, légèrement jaunâtres ; vomissements répétés de matières séro-muqueuses. On prescrit une potion dite calmante ; on ordonne des frictions sèches aux extrémités ; on l'entoure de linges chauds : c'est avec peine que l'on parvient à lui rendre une température plus élevée : cataplasmes chauds sur le ventre. Le malade s'assoupit quelques heures de temps ; il boit plus de cinq pots de tisane pectorale chaude ; les vomissements ne rapportent que la tisane, sans altération appréciable.

Je vois le malade à cinq heures du soir : prostration extrême ; agitation intermittente modérée ; langue large, humide, décolorée ; point de céphalalgie ; le malade n'accuse aucune douleur ; la région lombaire seule lui cause de la fatigue ; le pouls est lent et tout-à-fait filiforme ; les battements du cœur sont insensibles ; les facultés intellectuelles paraissent dans leur intégrité ; le malade répond avec justesse, mais lentement, aux questions ; pour les solliciter, on est obligé d'élever le verbe bien au-delà de l'habitude. Le facies donne une expression de stupeur ; inspirations fréquentes, profondes ; température du corps presque froide dans toutes les régions.

Je prescris immédiatement des frictions sur tout le corps, avec l'eau-de-vie camphrée chaude, je fais remplacer les draps par une couverture en laine chaude, qui enveloppe complétement le malade, et j'ordonne la potion suivante, à prendre par cuillerées.

| | |
|---|---|
| ℞ Eau distillée de fleurs d'oranger. . . | ãã ℥iij. |
| De menthe. . . . . . . . . . . . . . | |
| Camphre. . . . . . . . . . . . . . . | 1Ə. |
| Jaune d'œuf. . . . . . . . . . . . . | 1. |
| Laudanum de Sydenham . . . . . . . | 20 gouttes. |

A onze heures du soir je revois le malade : sueurs abondantes ; pouls relevé ; physionomie plus expressive, moins misérable ; vomissements plus rares ; évacuations fécales moins fréquentes. (On continue la potion.)

Le 26, au matin, chaleur de la peau dans l'état physiologique; pouls petit, donnant quatre-vingt-huit pulsations par minute ; stupeur de la face ; vomissements plus rares ; plus de douleurs; une seule selle depuis onze heures du soir; ventre souple, indolore ; langue humide; soif vive ; les boissons ne désaltèrent pas. (Une potion avec soixante gouttes de laudanum, sirop de diacode, demi-once, cinq onces de véhicule ; trois lavements émollients dans le courant de la journée.)

Le 27, les vomissements et les évacuations alvines sont moins fréquentes ; les matières rendues par les selles sont jaunâtres, liquides, et ne paraissent pas teintes de sang ; nulles douleurs ; langue rose au pourtour, beaucoup moins au centre ; épigastre insensible, même à la pression ; pouls développé, un peu accéléré. (Saignée ℥xij, 18 sangsues à l'épigastre. Quelques heures après la saignée, tisane pectorale.)

Le 28 août, envies de vomir, sans effet ; quatre selles liquides ; somnolence continuelle ; pour le reste, même état que la veille. (Saignée de ℥ viij, 12 sangsues à l'anus ; la diète est continuée.)

Le 29, assoupissement peu profond, soif moins vive, selles sans coliques, cessation des envies de vomir, aucune douleur. (Saignée de ℥ij.)

Le 30, amélioration marquée : le quart de portion pour aliment ; la convalescence se confirme, et le malade sort de l'hôpital le 2 septembre, entièrement guéri.

Dans cette observation, tous les phénomènes du choléra indien ont été réunis : invasion brusque par une douleur épigastrique, des vomissements, des selles et des crampes. Après ces accidents abdominaux, il se manifesta un coma, qu'il fallut combattre par plusieurs saignées; ce phénomène consécutif a été observé dans le choléra indien et dans celui de Paris.

Le choléra, d'abord peu important, est tout-à-coup, dans l'espace de quinze années, devenu, sous nos yeux, formidable et terrible. N'en fut-il pas de même lorsque, vers la fin du quinzième siècle, la syphilis se répandit en France, en Italie et dans le reste de l'Europe? Hommes et femmes s'effrayèrent; les parlements, les édits royaux, les échevins, chassèrent, parquèrent les malheureux infectés. On supposa la maladie débarquée d'Amérique : les relations de ce pays coïncidaient avec cette époque. Mais il est aujourd'hui constaté que la syphilis, qui avait toujours existé avec des caractères et des symptômes peu graves et identiques, prit rapidement de dégoûtants, de hideux symptômes; rien ne put arrêter ses progrès; les sciences seules plus avancées, et de nos jours principalement, modifièrent et annihilèrent presque ce fléau : il en sera de même du choléra-morbus épidémique.

Pour remplir l'obligation que je me suis imposée, je vais donner le tableau des malades cholériques entrés à l'hôpital de la Pitié, et traités dans le service de M. le professeur *Clément*, auquel j'ai l'avantage d'être attaché en ma qualité d'interne. Les services étant tous indépendants, je n'ai pas, sur les malades des autres divisions, des renseignements assez précis, et je m'abstiendrai d'en parler : d'ailleurs, ce travail ne peut être fait avec fruit que par les médecins attachés à chaque service, car eux seuls ont observé convenablement les malades, et sont juges compétents des moyens thérapeutiques et de l'opportunité de leur emploi; eux seuls aussi se livrent à des investigations cadavériques sur les malades qui ont succombé, parmi ceux qu'ils ont eu à traiter.

### *Prodrômes et symptômes du choléra, leur apparition successive, diagnostic différentiel, prdnostic du choléra.*

Je vais continuer à dire sur le choléra-morbus, plutôt ce qu'il y a, que ce qu'on a voulu y voir : mes lecteurs sont juges de ma présomption. Par respect pour eux, il est un grand inconvénient que je veux éviter, l'inutile répétition, le long et fastidieux détail de toutes ces descriptions, de tous ces matériaux à brochures cholériques et anticholériques, qui, depuis quelque temps, submergent le monde médical tantôt si rapidement décuplé. Ce sont des notes à l'histoire, que je veux donner : à d'autres à s'en servir. J'ambitionne la concision : on vous lit plus tôt, on vous retient mieux ; et de là plus d'utilité.

Les symptômes du choléra, chez les individus apportés à l'hôpital de la Pitié, pendant les premiers jours de l'épidémie, du 27 mars au 15 avril, étaient graves et des plus caractéristiques.

Circonstances commémoratives : misère pendant l'hiver ; mauvaise nourriture, privation de travail, séjour dans des cabinets sans feu et mal aérés, vêtements incomplets et malpropres. Voici un fait à ce sujet :

Adelaïde (rue du Mûrier, douzième arrondissement), âgée de vingt-huit ans, fille (mère depuis six ans), gagne à filer, six sous par jour : ils doivent subvenir à tous ses besoins et à ceux de son enfant ; il y a près de deux mois qu'elle ne mange que du pain et du fromage. Apportée à l'hôpital quatre heures après l'invasion de la maladie, deux heures avant sa mort, elle me confie qu'elle a pu, au milieu d'une bonne santé, lutter contre la faim, et s'habituer à ne satisfaire son appétit que toutes les quarante-huit heures : son enfant, m'a-t-elle assuré, n'a jamais enduré la faim ; elle seule en supportait les angoisses.

Parmi ceux qui avaient été reçus dans des conditions hygiéniques moins défavorables, plusieurs ont éprouvé les prodrômes du choléra ; je les décris en suivant leur apparition successive : borborygmes, diarrhée, céphalalgie, inappétence, malaise général, langueur, visage pâle, expression d'anxiété, douleurs plus ou moins vives à l'épigastre, quelques nausées, regard abattu, anorexie, inaptitude pour tout travail, évacuations alvines jaunes, de moins en moins consistantes, puis décolorées; elles s'échappent sans coliques, sans épreintes anales; quelques douleurs vagues, plus fréquentes entre les omoplates. Pendant ce temps d'incubation, si court et si important, les malades entrés à l'hôpital n'eurent recours à aucune médication : dans cette période de trois à quatre jours de durée au plus, le pouvoir du médecin est absolu, son succès est assuré. Ordinairement, après ces symptômes précurseurs, souvent aussi sans prodrômes, et dans un état apparent de bonne santé, le choléra-morbus fait explosion en général sur les quatre heures du matin : ralentissement de la circulation, vertiges, sentiment de pression au niveau des tempes, engourdissement des extrémités; les malades me disent avoir éprouvé la sensation d'un morceau de glace qui coulerait le long du dos; bientôt vomissements des aliments, du chyme contenu dans l'estomac; évacuations de matières fécales par le rectum; les déjections continuent par haut et par bas; celles de la bouche deviennent incolores, et celles du rectum ressemblent à une décoction d'orge, d'eau de riz, vers la fin comparables à une purée de lentilles très étendue. Soif vive, et sensation de brûlure à l'épigastre : ces deux symptômes s'accompagnent; langue humide, froide, blanche, puis violacée; respiration pénible, profonde : elle n'est plus que diaphragmatique; extrémités froides. La gangrène a été observée au nez, aux orteils, à l'hôpital Saint-Louis et à l'Hôtel-Dieu (service de M. Magendie). La température la plus basse des cholériques est de vingt degrés ; si elle paraît à l'observateur plus abaissée, cela provient de la soustraction rapide du calorique faite par le malade aux dépens de la main qui le touche. Le cholérique n'a pas la conscience de ce phénomène, et n'éprouve que peu de refroidissement, dans les diverses périodes. Le pouls est très précipité, il a cent à cent vingt pulsations par minute; il faiblit de plus en plus, devient filiforme et cesse d'être perceptible. Battements lents et profonds au cœur, à la carotide, et quelquefois à la crurale. Crampes violentes dans les membres, tantôt supérieurs, tantôt inférieurs; elles arrachent les cris les plus aigus, les plus douloureux, interrompus par des gémissements; agitation continuelle. Le malade se découvre sans cesse. Le facies est amaigri, misérable; tout le tissu cellulaire sous-cutané s'affaisse; les yeux sont enfoncés dans leur orbite, un cercle livide les entoure; quelques malades vous disent qu'une main les tire en arrière, les fait rentrer dans la tête. Le globe oculaire est quelquefois convulsé, renversé en haut et en arrière; on ne distingue que la sclérotique (blanc de l'œil); les paupières ne recouvrent le globe de l'œil qu'aux deux tiers; les pupilles sont immobiles, non dilatées; la cornée transparente est terne, opaque; une ecchymose noirâtre se trouve sur la sclérotique, au bord inférieur de la cornée transparente. J'ai vu deux cas d'ulcérations de la cornée, avec issue des humeurs de l'œil et perte de la vision : ces deux cholériques ont recouvré la santé. Le clignotement des yeux a cessé, on les retrouve tels qu'ils sont sur un cadavre de huit jours; tout le reste de l'individu produit la même impression de cadavre, d'autant plus rapidement que la température d'une salle de cholérique est plus élevée que celle des lieux où l'on a coutume de déposer les morts. La peau est froide, le nez principalement; on croit toucher une grenouille, ou le bout du nez d'un chien : cette sensation est encore plus apparente, quand une sueur visqueuse, froide, couvre le cholérique; la peau est flétrie, conserve le pli qu'on lui donne. A mesure qu'elle se refroidit, elle devient violette, en commençant par les lèvres, la langue, principalement le pénis, le scrotum, les mains, les pieds, la face et les cuisses; on y voit de véritables sugillations; les ongles sont blancs ou noirâtres.

L'haleine est froide, les urines sont supprimées, la vessie est vide, les orteils sont renversés sur le dos du pied. La quantité du liquide excrété par haut et par bas est extraordinaire; elle explique la soif, la débilité, la suspension de toute sécrétion, la consistance du sang; mais, d'autre part, j'ai vu des morts très rapides après deux ou trois selles; alors nulle réaction intestinale, et la vie se perdait brusquement : la mort était plus foudroyante et immanquable.

Dans une lutte aussi terrible, au milieu d'une perturbation si grande de tous les organes, la vie de relation est peu affectée, la voix est brisée, rauque, abaissée, les facultés intellectuelles sont intactes. Le malade parle peu, ses réponses sont nettes, mais tout à la fois lentes et impatientes. La prostration des forces musculaires est complète, les muscles des membres saisis à pleine main communiquent un mouvement vermiculaire automatique. Quelquefois, il y a dureté d'ouie, au moins il faut élever fortement la voix pour que le malade se sente assez stimulé pour vous répondre. Le phénomène remarquable, c'est la persistance de la vie avec absence de circulation aux extrémités.

Un calme perfide dure un instant, fait naître l'espérance: cessation de toute évacuation, plus de cris, plus de douleurs, bouche entrouverte; respiration lente, quinze mouvements par minute; sueur gluante, et mort. L'aspect du cadavre reste le même que pendant la vie; on s'aperçoit à peine de la transition. Mais bientôt, exclusivement soumis aux lois chimiques et physiques, la température extérieure du corps s'équilibre avec la température intérieure, et la chaleur de la peau de l'individu mort est beaucoup plus grande que pendant la vie. J'ai pratiqué des autopsies à des heures plus ou moins rapprochées de celle de la mort (1) : celles que j'ai faites une heure après, me faisaient ressentir une chaleur très élevée dans les cavités : les personnes présentes purent s'en assurer. Lorsque je faisais les autopsies vingt heures après la mort, la chaleur des cavités était moindre, et celle de la périphérie manifestait une température égale au centre.

Les signes pathognomoniques du choléra ne permettent pas l'erreur de diagnostic : état du pouls, évacuations par haut et par bas, crampes, spasmes, plus spécialement encore le facies, pour qui a vu et touché une seule fois un de ces cadavres vivants, il ne peut plus y avoir de doute. Tels étaient les cas des cholériques apportés à l'hôpital de la Pitié au début de l'épidémie; et encore aujourd'hui de temps à autre, quelques-uns s'offrent à nous avec le même type. Mais il faut être prévenu que la marche du choléra est loin d'être identique; quelquefois, nulle suffusion violacée de la peau, pas de froid aux extrémités, sécrétion des urines continuée; chez un petit nombre, pas d'évacuations alvines, non plus que de vomissements; mais chez aucuns absence de crampes, et toujours il y a lieu au ralentissement de la circulation et à la carbonisation du sang, qui s'écoule difficilement de la veine, reste en caillot, noircit et n'a pas de sérum.

Aujourd'hui le choléra inflammatoire est une des périodes les plus fréquentes de l'invasion; il laisse un temps suffisant pour être attaqué vigoureusement par les antiphlogistiques, et il l'est ordinairement avec succès. Les formes du choléra se modifient encore pour chaque idiosyncrasie, et même

(1) NOTA. Dans les épidémies, on est dispensé de s'astreindre au délai de vingt-quatre heures fixé pour pratiquer les autopsies. Les réglements de police le permettent.

les autres maladies, pendant l'épidémie, revêtent le caractère cholérique. Selles fréquentes, vomissements, ralentissement du pouls, refroidissement, sur-tout vers la fin. Plusieurs phthisiques ont succombé avec les signes évidents du choléra.

Athanaïs Fournier, âgée de vingt et un ans, salle Sainte-Geneviève, n° 29, portait, au sommet de chaque poumon, une large caverne; la fonte des tubercules était considérable. Une nourriture analeptique avait soulagé Athanaïs: elle sollicite sa sortie de l'hôpital; il n'y a pas de raison pour l'y retenir. Arrivée dans la cour attenante au bureau, elle attend, pendant une heure environ, son billet de sortie: ce jour-là il faisait un peu froid. Tout-à-coup, avant de franchir la porte de l'hôpital, elle éprouve les symptômes du choléra, qui passe à la période de prolapsus avec une rapidité effrayante; en six heures de temps, la mort eut lieu. L'autopsie, quatre heures après, a confirmé mon diagnostic sur l'existence de la double caverne. Je rapporte ce fait, parce que mon souvenir me rappelle que des médecins avaient prétendu que le choléra épargnait les phthisiques.

Le pronostic du choléra est mortel, lorsque les battements du cœur sont à peine perceptibles, lorsque la teinte et la voix cholériques sont très prononcées. Les crampes seules, lorsqu'elles sont très vives et non interrompues, sont mortelles. Mon esprit reste affligé d'un douloureux spectacle: l'enfant d'un auteur de mérite, l'avocat Babin, est pris de crampes dès le matin; je ne puis le voir qu'à minuit: il expire à une heure, et n'avait encore pour tout symptôme que des crampes; il était âgé de deux ans. M. le docteur Asselin, qui, en mon absence, avait donné, dans la journée, des soins au malade, meurt lui-même du choléra, le lendemain, après six heures de maladie.

Les menstrues qui surviennent pendant la réaction, sont

d'un très bon augure. Les femmes enceintes n'ont pas été exemptes du choléra : sur huit femmes grosses, traitées dans le service de M. Clément, j'en ai vu avorter six à différentes époques de la gestation ; une seule a guéri du choléra sans avortement : elle était enceinte de cinq mois. La dernière est morte pendant la période algide ; elle était enceinte de sept mois ; je lui ai pratiqué l'opération césarienne, l'enfant m'a paru mort depuis plusieurs heures. A la vue de ses orteils contractés et de quelques caractères généraux, les personnes présentes jugèrent qu'il offrait les signes extérieurs du choléra. Cette opinion a déjà été avancée par M. Caillard pour d'autres enfants nés morts dans sa division des femmes en couches à l'Hôtel-Dieu.

Il est faux que les exutoires préservent du choléra, non plus que la gale ou d'autres affections cutanées. A l'hôpital du Gros-Caillou, le service des vénériens est celui qui a fourni le plus de cholériques. A Varsovie, à Berlin, un huitième des filles publiques a succombé par l'épidémie ; à Londres également, un très grand nombre ; à Paris, beaucoup moins.

Lorsque le choléra a été brusque dans son invasion, que les symptômes sont très prononcés, la mort a lieu dans huit ou quinze heures au plus ; la réaction ne s'établit pas, et les moyens extérieurs employés pour la provoquer manquent leur but, irritent et font souffrir le malade ; quelquefois on ne l'échauffe que mécaniquement, comme on le ferait en frottant long-temps un corps inerte, un bâton, etc.

Le pronostic est plus favorable lorsque le pouls augmente graduellement de force et de plénitude, que la chaleur retourne aux surfaces, que la soif diminue, que les déjections alvines s'éloignent sans cesser complétement, que les matières rendues par les selles se colorent, et que la bile reprend son cours naturel. Il faut aussi que la figure devienne plus vivante, que les yeux reprennent leur mouvement, et la cornée son brillant, sa lubréfaction accoutumée.

Le retour de l'urine, signe des plus heureux, est loin d'être constant, même avec une convalescence assurée; elles continuent d'être rares et restent quelquefois trois à quatre jours avant que de provoquer leur excrétion. J'ai vu M. Clément pratiquer le cathétérisme chez un malade qui avait échappé aux diverses périodes du choléra; il était au huitième jour de sa maladie; il urinait très peu et disait en ressentir le besoin; cependant la vessie ne faisait pas saillie à l'hypogastre. Les urines amenées par la sonde, d'abord limpides, laissaient déposer une matière muqueuse blanchâtre, analogue à celle que fournissent quelques super-sécrétions des intestins de cholériques.

Lorsque le sang, retiré de la veine, rougit, c'est un bon présage; en effet, l'altération du sang dans cette maladie, est le phénomène constant, le premier qui apparaît, le dernier qui persiste; la coloration de la peau est encore très marquée plusieurs jours après la guérison. L'état du sang est changé physiquement et chimiquement. Que la cause efficiente du choléra porte son action d'abord sur le sang, je l'ignore; mais je suis convaincu que le sang altéré entraîne après lui la série de phénomènes morbides observés dans le choléra. Il n'y a rien non plus qui me répugne pour penser que le système nerveux reçoive le premier coup morbifique, et ne le répercute sur la circulation. Mais dans cette supposition, admissible sans doute, je ne vois pas la lésion matérielle du système nerveux, et j'apprécie celle du sang. Les nécropsies ont toujours montré ce caractère pathologique; à ce degré et de cette nature, il ne se rencontre que dans le choléra. Toutes les fois que l'on a pu favoriser les évacuations sanguines dès le début, on a multiplié éminemment les chances de succès. Dans le choléra, l'impulsion du cœur est diminuée, la circulation cesse à la périphérie, l'hématose est imparfaite, et cependant les poumons ne sont pas engoués, il n'y a pas asphyxie. La saignée obtient, dès qu'elle est applicable, un avantage mécanique et vital. Une saine physiologie nous apprend que les lois générales, modifiées par la vie, régissent aussi les êtres organisés.

*Convalescence du Choléra, son incertitude et son pronostic.*

Une grave erreur a été répétée par beaucoup de médecins, et domine encore les gens du monde. La convalescence du choléra, a-t-on dit, est aussi rapide que son invasion; et de là le peu de soins donnés à cette période difficile, incertaine, à peu de chose près aussi fréquemment mortelle que les autres périodes. Le choléra algide, qui ne se prolonge pas au-delà de vingt-quatre heures, est suivi de fièvre, de céphalalgie, de bourdonnements d'oreille; la langue rougit, les yeux s'injectent, les pupilles se dilatent, la pression abdominale est douloureuse, la stupeur typhoïde se manifeste, souvent le délire, et les malades succombent vers le huitième jour, si l'on ne s'est hâté de reconnaître une inflammation gastro-intestinale avec congestion cérébrale. (Je n'ai jamais vu les poumons et la plèvre affectés, secondairement au choléra.) La convalescence est toujours lente; il s'en faut de beaucoup qu'elle soit assurée contre une nouvelle invasion de choléra. J'ai vu plusieurs malades retomber cholériques, par suite d'écarts de régime. Salle Saint-Raphaël, n° 3, Meunier, âgé de trente-quatre ans, ouvrier chapelier, était au vingtième jour de convalescence régulière; peu satisfait de la quantité de nourriture qu'on lui prescrit, il se procure, avec beaucoup de peine et à grands frais, un cervelas à l'ail, le mange avec voracité, ajoute à sa portion de pain la moitié de celle de son voisin; dans la nuit il est pris de coliques violentes, de crampes atroces, et meurt à six heures du matin. A l'autopsie, je retrouve dans l'estomac le corps du délit, peu altéré, bien reconnaissable. Le malade n'avait pas vomi. Quoique la guérison soit complète, et la convalescence terminée, le facies cholérique persiste pendant assez long-temps, et garde, pour le médecin habitué, le cachet de l'épidémie, qui aime à revenir dans les lieux qu'elle a déjà habités, et sur-tout lorsqu'elle s'est fait précéder par des affections générales et de moindre importance, la grippe, par exemple.

*Anatomie pathologique du Choléra.*

Après avoir étudié le choléra sur le vivant, il est tout aussi important d'étudier les traces qu'il laisse sur le cadavre : je vais les indiquer, en m'attachant aux lésions les plus constamment observées sur plus de quarante autopsies que j'ai pratiquées.

Les cadavres ont perdu beaucoup de leur embonpoint, le tissu cellulaire est affaissé, sa sérosité s'est évacuée pendant la vie, la raideur cadavérique est assez rapide. On les reconnaît facilement par l'expression cholérique que la face conserve ; la peau est bleue sur tout le corps, particulièrement au scrotum et à la verge, aux grandes lèvres chez les femmes. Ecchymoses dans les parties sur lesquelles le corps a reposé ; les muscles incisés sont plus foncés en couleur ; ils ont une teinte de sang veineux qui se trouve dans tous les autres tissus ; les os et les dents n'en sont presque pas exempts ; les sinus cérébraux sont pleins de sang ; les veines du cerveau sont injectées. Quand il y a sérosité dans les ventricules, elle est toujours claire, limpide et peu abondante. L'arachnoïde se détache facilement. La substance cérébrale est sablée et de bonne consistance. Le tissu médullaire est plus foncé que de coutume. Même remarque pour la moelle épinière. Les ganglions du trisplanchnique disséqués, m'ont toujours paru à l'état normal, et le ganglion semi-lunaire, provoqué par une imagination méridionale, pour jouer le plus beau rôle sur la scène pathologique, n'a pas répondu à l'appel de son célèbre protecteur (1); il se borne, comme par le passé, à son importante et obscure fonction. Il faut le dire, quelquefois les ganglions semi-lunaire et cardiaque sont violacés à leur coupe, ainsi que M. Sanson l'a observé sur des cholériques de Berlin.

Les organes thoraciques sont parfaitement sains, nulle sérosité dans les plèvres, les poumons sont toujours refoulés dans les gouttières vertébrales, et restent gris et crépitants. Deux fois j'ai fait une ponction à la paroi thoracique placée sous l'eau; jamais je n'ai vu un gaz quelconque s'élever à la surface, et l'eau s'introduisait rapidement dans la poitrine. Pas de sérosité dans le péricarde; les ventricules du cœur sont dilatés par du sang noirâtre, comparé à de la gelée de groseilles trop cuite; on n'y rencontre pas de caillots jaunâtres. Il en est de même pour les gros vaisseaux veineux et artériels, qui sont gorgés de sang oléagineux. Les artères de moyenne dimension sont vides, le contraire a lieu pour les veines, et les parois de deux genres de vaisseaux sont sans altération.

L'abdomen ouvert laisse exhaler une odeur des plus repoussantes, qui n'est pas celle de la putréfaction. Les intestins sont légèrement distendus par des gaz et des liquides; leur coloration extérieure est rosée, couleur lilas. Le péritoine ne contient pas de sérosité. Le pharynx et l'œsophage sont sains, quelquefois contenant de la matière crémeuse, de même nature que celle que l'on retrouvera dans les intestins. Dans quelques cas, l'estomac est parsemé d'ecchymoses: quelques points de l'extrémité splénique offrent un aspect

(1) M. Delpech, de Montpellier.

que l'on comparerait à des cautérisations par le nitrate d'argent. Les veines des circonférences gastriques sont gonflées. Une matière séro-muqueuse, blanchâtre, de quantité variable, se trouve contenue dans l'estomac. Une coloration rougeâtre plus ou moins foncée existe dans toute la longueur de l'intestin grêle. Lorsque la mort avait été rapide, je n'ai pu reconnaître la coloration rouge; l'intestin était rempli d'une substance médiocrement épaisse, d'un blanc jaunâtre, analogue à une décoction très rapprochée de grains d'orge en partie réduits en bouillie, et la couche la plus profonde très adhérente aux parois des intestins. Le toucher de l'intestin grêle non ouvert donne la sensation d'une pâte épaisse pressée entre les doigts. La matière contenue dans les gros intestins ressemble à de la lie de vin rouge étendue d'eau. Vers la fin du colon et dans le rectum, la muqueuse est quelquefois livide, verdâtre. Fréquemment on trouve des vers lombrics dans les gros intestins. Quelquefois épaississement de la muqueuse et ramollissement.

Tout récemment, M. Serres et mon collègue M. Nonat viennent de fixer l'attention des pathologistes sur une altération, selon eux, spéciale et, à la vérité, fréquemment observée; c'est une éruption intestinale, qu'ils ont appelée *psorenterie* et *psorentérite*, suivant le cas. Pour moi, je ne sais si elle est due à une exagération des follicules de Brunner, ou si elle constitue une éruption de corps nouveaux. Je m'abstiens et attends la publication de leurs utiles travaux.

Le foie est plus foncé en couleur, plus volumineux; l'incision fait écouler un sang noirâtre qui l'engorgeait; les vaisseaux biliaires sont dilatés; la vésicule est très distendue par une bile épaisse, d'un vert noirâtre, filante, de consistance de miel; elle laisse sur la langue un goût sucré. Les canaux hépatique, cystique et cholédoque sont libres, mais la bile n'arrive dans ce dernier que par une pression forte sur la vésicule.

La rate est de volume ordinaire. Rien d'appréciable dans le pancréas.

Les reins ont une injection vasculaire interne. Il n'y a pas d'urine dans les calices, non plus que dans le bassinet, mais souvent un liquide crémeux presque semblable à celui des intestins grêles.

La vessie est contractée derrière les pubis ; elle offre le volume d'une matrice de jeune fille. Elle ne renferme point d'urine, mais on y trouve quelquefois cette même substance crémeuse déjà indiquée, et en bien petite quantité.

Les testicules, ou les ovaires incisés, sont d'un brun rougeâtre.

Tel est l'état succinct des organes des individus qui ont succombé au choléra. Je ne prétends pas avoir signalé toutes les particularités pathologiques; elles sont nombreuses, et l'on doit encore faire la part, en outre des lésions anatomiques produites par l'épidémie, des lésions déterminées par des médications plus ou moins inopportunes, de celles qui résultent des maladies antécédentes, des maladies concomitantes ou consécutives au choléra, et de la puissance relative des organes contre les causes de maladie; alors et seulement alors, on aura la juste appréciation des caractères anatomiques du choléra-morbus.

*Impossibilité de découvrir un spécifique contre le Choléra; absurdité des moyens prophylactiques cherchés hors de l'hygiène.*

Quant aux indications curatives du choléra, aujourd'hui il ne peut, il ne doit pas y avoir de traitement spécial : le rechercher, c'est s'abuser ; l'avoir trouvé, c'est mentir. La science de la vie est trop complexe et les phénomènes morbides présentent une variété non-seulement individuelle, mais d'heure, d'instants, encore modifiée par tout agent physique ou moral et par les médications; tellement que la certitude d'un résultat ne peut exister deux fois : il faudrait avoir trouvé l'identité absolue, ce qui ne saurait se déterminer.

On s'obstine à faire consister la médecine dans le traitement des maladies, et le vulgaire stupide dès qu'il veut prononcer sur ce dont il ignore, ce vulgaire qui appartient à toutes les classes, qui loge à tous les étages, ne veut voir dans le médecin que l'homme qui formule une ordonnance et ne lui demande qu'une drogue; il est loin de s'enquérir des connaissances acquises par celui auquel il va confier sa vie. Qu'un homme instruit conseille et guérisse un malade, rien n'est plus ordinaire; que l'on dise qu'un ignorant en fait de même, c'est là le merveilleux, et l'on y court : l'incroyable fut toujours cru. Je ne puis oublier le distique que j'entendis pour la première fois, lorsque j'assistai aux leçons du célèbre physiologiste Martini, pendant mon court séjour en Italie :

*Fingit se medicum quisquis, idiota, profanus,*
*Judœus, Monachus, Histrio, Rasor, Anus.*

Cependant, le traitement des maladies ne peut être que la conséquence, que le résultat définitif de toutes les branches qui complètent les sciences médicales, c'est le corollaire des principes, l'application des théories; le traitement, en un mot, est la médecine appliquée. La thérapeutique qui n'est pas une conclusion pratique médicale, n'est souvent qu'un poison. Je sais bien que l'on ne peut toujours procéder d'une manière aussi positive; souvent on est obligé de combattre un symptôme, ignorant et laissant de côté les causes secondaires des maladies; semblable à l'horloger qui, pour régler une montre, se borne à toucher aux aiguilles sans aller au mouvement; mais encore y a-t-il une direction à leur donner, et même le traitement des symptômes doit toujours être raisonné. Je ne m'écarte pas de mon sujet, cette digression en fait partie; car je ne connais pas de maladie qui, plus que le choléra, ait exploité et exploite encore autant la sottise humaine. La peur seule de cette maladie eût créé les charlatans, s'ils n'avaient existé. Pour combattre le prétendu fléau du ciel, la crédulité est aussi mise en jeu; mais Hippocrate l'avait déjà dit, il n'y a pas plus de maladies sacrées que de remèdes de ce nom : j'en laisse le débit aux thaumaturges. Le véritable prophylactique, unique et spécial, qui pourrait en compter le nombre? Depuis l'emplâtre polonais de la princesse Lobekowitz, les aspersions de chlorure d'oxyde de sodium, les fumigations de tout genre, la proposition de purger l'air à coups de canon, jusqu'au déjeûné d'ail et d'oignons blancs; depuis le portier dans sa loge, jusqu'à la marquise dans son salon, faisant fumer le tabac à ses demoiselles, chacun prétendait posséder le secret préservatif du choléra. Il était donc bien difficile de comprendre que l'hygiène, cette partie de la médecine qui s'occupe de l'art de conserver la santé sans diminuer ses jouissances, pouvait seule, aux yeux d'une raison éclairée, rassurer contre le choléra et conjurer l'épidémie. Elle n'est peut-être pas loin de nous l'époque où l'hygiène sera le complément d'une éducation libérale, et fera partie de l'instruction nationale; la morale et la médecine nous répètent que la première connaissance de l'homme c'est l'homme; se connaissant mieux, il se respectera davantage.

*Variété des traitements employés contre le Choléra.*

Si, pour se préserver du choléra-morbus, tout a été tenté; il faut bien le dire, les essais, pour le guérir, ont été tout aussi nombreux et souvent infructueux. Il n'est pas dans mon plan, le plus abrégé que faire se peut, de récapituler la série des moyens plus ou moins ingénieux mis en usage depuis l'invasion de l'épidémie. Deux de mes amis, MM. Fraisse et François, publient un travail critique et consciencieux sur ce sujet.

Une justice méritée est due au génie des médecins européens, et français sur-tout, qui, placés à la tête du monde savant, ont mis à contribution toutes les sciences et les découvertes chimiques les plus récentes, convaincus, comme ils doivent l'être, que dans les cas de mort certaine, on ne doit pas se borner à une médecine expectante, qui n'est ordinairement qu'une méditation sur la mort.

En même temps qu'il doit soulager, s'il ne peut guérir, le médecin emploiera tout ce que son esprit peut lui suggérer de ressources, dès qu'il est assuré que ces mêmes moyens ne peuvent compromettre davantage ou plus rapidement, ou seulement augmenter les souffrances. Le succès a répondu en partie à d'aussi nobles efforts; un certain nombre de cholériques cyanosés ont été rendus à la vie, et l'on sait que dans l'Inde, tout malheureux frappé à ce degré est voué à une mort rapide nécessaire.

Un pas immense reste déjà fait, lorsqu'un mode de médication est jugé par l'expérience; s'il en était autrement, il faudrait recommencer sur de nouveaux frais. A quoi donc serviraient nos prédécesseurs et leurs travaux?

Dieffenbach a opéré la transfusion du sang chez les cholériques; peu de modifications se sont produites, et la mort eut lieu. M. Magendie, le plus hardi, le plus habile expérimentateur de notre école, partant du fait prouvé de l'absence du sérum dans le sang des cholériques, a fait préparer, dans le laboratoire de M. Thénard, du sérum analogue à celui du sang dans l'état normal; on en a fait prendre au malade, et ce sérum même injecté dans les veines, on n'a pu apprécier aucun effet avantageux. Les saignées ont été pratiquées aux artères radiale et humérale, elles ont fourni fort peu de sang, et ressemblant à celui que donnent les veines; mais ce sang artériel m'a paru rougir plus vite au contact de l'air que le sang veineux. On a cherché à déterminer la réaction par tout moyen extérieur, les cautérisations de toute nature, les affusions froides et chaudes, les bains à toute température, l'électricité, le galvanisme; à l'intérieur, les toniques diffusibles, les irritants. Tous ces moyens comptent des succès et des revers. Les substances vomitives et purgatives les plus énergiques, des poisons des plus délétères, l'opium et tous ses composés, ont pu être administrés à des doses exagérées, sans obtenir, dans la majorité des cas, une action marquée. L'absorption ne pouvait avoir lieu, soit par les intestins, soit par l'estomac : les vomissements et les selles continues rendaient ces organes réfractaires, en expulsant rapidement, en tout ou en partie, les préparations introduites. Mais il n'en était pas toujours ainsi; souvent les vomissements et les selles se ralentissaient, et l'absorption qui s'établissait a pu faire regretter l'ingestion de certaines substances et à certaines doses. En effet, l'opium et ses préparations produisent trop fréquemment le coma, les congestions cérébrales; les excitants énergiques à l'intérieur semblaient déterminer de préférence, lorsqu'avait lieu la réaction, les accidents typhoïdes, et même des complications franches de gastro-entérite à l'état aigu.

Le choléra dont le siége, comme point de départ, pouvait être présumé dans les nerfs de la vie organique, a dû provoquer l'emploi de moyens thérapeutiques qui répondissent à cette vue. En conséquence on a eu recours à l'électro-puncture; des aiguilles ont été enfoncées dans la direction des ganglions cervicaux; une d'elles a été introduite entre la cinquième et la sixième côte gauche, et paraît avoir pénétré dans le tissu du cœur ; six lignes dépassaient seulement la peau. On déterminait une contraction vive des muscles en rapport avec les aiguilles ; le malade accusait plus de douleurs, et l'on était obligé de cesser l'opération.

Un phénomène qui constitue à lui seul ce qu'il y a de plus remarquable, de plus étrange dans le choléra-morbus, c'est le défaut d'oxigénation du sang en passant par les poumons, qui continuent de le recevoir, qui restent sains et ne présentent aucun engouement asphyxique pendant la vie et après la mort. Le poumon exécute ses fonctions mécaniques, mais cesse ses fonctions vitales ; cependant ce même sang, mis en contact dans un vase, avec de l'oxigène pur ou de l'eau oxigénée, rougit très rapidement. J'ai voulu, au moyen de quelques expériences, me rendre compte de ce premier phénomène donné comme inexpliquable ; si je puis les répéter et me les confirmer de nouveau, il est possible que je les livre au public.

Ce défaut d'oxigénation dut bien naturellement suggérer l'idée d'introduire dans l'économie cet élément de vie, l'oxigène. Un médecin d'un mérite reconnu, M. le docteur Coster, fit respirer des cholériques dans des ballons remplis de gaz oxigène ; il crut en retirer quelque avantage ; mais j'ai vu répéter ces expériences, à la vérité par d'autres (M. Coster ayant eu une attaque très grave de choléra), la mort m'a paru beaucoup plus rapide. On a encore fait prendre l'eau oxigénée par toutes les voies, par la bouche, par le rectum, et même en injection dans les veines, et toujours avec un résultat défavorable.

Dans la forte majorité des cas, le choléra a été précédé de prodrômes dont j'ai déjà donné la description en parlant des symptômes du choléra. Beaucoup de médecins établissent même une proportion numérique, et affirment que, sur cent individus atteints par le choléra grave, quatre-vingt-dix-neuf en ont eu les symptômes précurseurs, qui, traités convenablement, sont nécessairement curables, et préviennent à coup sûr la période cyanique; ce qui a fait dire à un médecin allemand que l'on ne mourait du choléra que lorsqu'on le voulait. Pour moi, il m'est démontré que la plupart des malades que j'ai vus à l'hôpital avaient eu des prodrômes; ce n'est que par des interrogations successives, pressantes, que je pouvais m'en assurer. Les incommodités qu'ils avaient ressenties n'avaient que quelques jours de durée; ils n'en souffraient que fort peu, n'y avaient donné aucune attention, parce que, disaient-ils, assez souvent ils avaient éprouvé les mêmes accidents, qui s'étaient passés sans médication et sans dévier de leurs habitudes. Cette fois encore, sans doute, il en aurait été de même, si l'influence épidémique n'eût pas existé. J'ai remarqué que le vent nord-est était plus favorable à l'épidémie. J'ai suivi plusieurs observations sur les variations des vents, comparées au nombre des malades : la fenêtre de la chambre que j'habite à l'hôpital, a vue sur le belvédère du Jardin des Plantes; je pouvais voir et noter les mouvements de la girouette qui le surmonte. Sous l'influence de tous les vents, il est entré des malades à l'hôpital, mais il y avait des différences fort curieuses pour le nombre, et peut-être pour l'intensité de la maladie, l'heure de l'invasion et la rapidité de la mort. L'électricité résineuse ou négative est en plus grande proportion par le vent nord-est; cette électricité se dégage des lieux bas et humides. La vapeur exhalée des chlorures produit l'électricité résineuse. Plusieurs accidents ont eu lieu par l'usage abusif du chlorure d'oxide de calcium; j'ai vu deux ouvriers occupés à cette fabrication mourir du choléra; et c'est le chlorure de chaux que l'on nous donne comme prophylactique unique! Dans les hôpitaux de Paris, pendant le choléra, on ne s'en est servi que pour laver les lieux d'aisance ou les amphithéâtres anatomiques.

Pour apprécier ce que pouvaient des courants galvaniques, portés immédiatement sur le tube digestif, j'ai répété une expérience bien simple : j'ai prié un malade, légèrement constipé, d'introduire dans son rectum une canule d'étain, à laquelle j'avais fixé un fil-de-fer qui venait correspondre à une cuillère d'argent, que le même individu tenait dans sa bouche ; quelques minutes après, le malade me dit éprouver des secousses intestinales, des borborygmes, et il eut six selles diarrhéiques pendant les vingt-quatre heures qui suivirent. Je désire que l'on puisse déduire quelque résultat utile de l'influence électrique bien déterminée sur l'économie, et que l'on varie les expérimentations de ce genre. Si j'avais renouvelé ou continué plus long-temps mon expérience, le malade aurait eu d'abord la cholérine ; elle s'annonçait par ses signes caractéristiques ; je ne puis dire si le choléra fût advenu. Je sais qu'il faut, dans des recherches de cette nature, faire une part bien large à l'influence de l'imagination : mais j'avais eu soin de choisir un homme qui ne me paraissait pas en avoir : c'était un charbonnier, âgé de quarante ans, lourd et épais ; à tête aplatie, à mâchoire proéminente

## *Traitement du Choléra.*

Maintenant, je dois, pour remplir mon devoir, récapituler les moyens thérapeutiques, la pratique médicale suivie sous mes yeux et recueillie dans mes observations, en n'indiquant toutefois que les moyens qui m'auront paru les plus utiles.

Dans les embarras gastriques, dans les constipations qui existent pendant l'épidémie, on sera sobre de purgatifs et même de laxatifs ; ayant égard à la disposition générale, au dévoiement qui se décèle à la moindre provocation. Avant l'invasion, dans la période des prodrômes, séjour au lit, température uniforme, et renouvelée ; quelle que soit saison, entretenir du feu dans la chambre à coucher ;

boissons diaphorétiques tièdes, sucrées; s'il y a lieu au dévoiement, eau de riz avec sirop de coing; dans les nausées, eau de Seltz, infusion de fleurs de tilleul et d'oranger à la glace; diète absolue. Lavements de composition variée, eau de lin, de son, eau de riz, solution d'amidon avec tête de pavots. Chaleur aux extrémités. Bain général, non renouvelé. Suivant les cas, sangsues au siége ou disséminées sur l'abdomen; mieux quelques ventouses scarifiées : c'est moins une soustraction de sang que l'on veut obtenir, qu'une dérivation. Quiétude morale des plus absolues; la peur affaiblit en portant son action débilitante sur le système nerveux, et par contre le trouble dans la circulation. Combien de personnes savent que la frayeur donne le dévoiement; c'est aux gens de cette sorte qu'il faut tenir un langage rassurant, formulé avec esprit. Il est beaucoup d'hommes qu'un dialogue d'enfant suffirait pour tranquilliser : si la maladie s'accroît, se disaient-ils, c'est un bon signe, elle sera courte, elle s'use plus vite; si elle diminue, elle est à son déclin; si, au contraire, une récrudescence se manifeste, ce sont-là les dernières oscillations d'une épidémie expirante. En réalité, le sommeil et l'illusion se partagent la vie du commun des hommes. Dans les crampes, quelques cuillerées d'une potion antispasmodique opiacée; frictions sèches et aromatiques sur la colonne vertébrale. On a dit le coït dangereux pendant l'épidémie; cette idée, appuyée d'*un seul fait* avancé par M. Broussais, aura beaucoup nui aux conceptions. Les jeunes gens cités par M. Broussais, qui avaient eu des rapports de sexe, et qui furent atteints du choléra, il est important de l'ajouter, sortaient de faire un dîner copieux; l'on connaît la gravité des erreurs de régime. Je pense, au contraire, que les rapprochements conjugaux, sans excès, procurent une excitation nerveuse générale, une commotion voluptueuse, qui doit avoir la puissance la plus énergique pour éloigner toute idée de frayeur, pour dissiper les premières lueurs d'une atonie circulatoire, et d'une perversion des fonctions viscérales, en rappelant l'équilibre le mieux combiné, le plus important, entre la vie individuelle et la vie de relation.

Lorsque le choléra débute par une excitation vasculaire, ce qui est assez fréquent aujourd'hui, la saignée du bras offre le plus grand avantage : il faut se hâter de la pratiquer ; des sangsues doivent être appliquées à l'anus, à l'épigastre, suivant la prédominance du symptôme d'évacuation par haut ou par bas. Après la chute des sangsues, pour en obtenir plus d'effet on fera mettre le malade dans un bain. A l'intérieur, limonade glacée ; à prendre, par cuillerée, une potion, avec

| ℞ | | |
|---|---|---|
| ℞ | Eau distillée de menthe poivrée . . . | ℥j. |
| | Eau distillée de fleurs de tilleul<br>——————— d'oranger | āā ℥iij. |
| | Sirop d'éther . . . . . . . . . . . . . | ℥j. |
| | Laudanum de Rousseau. . . . . . . | 10 goutt. |

L'habitude clinique indiquera si la saignée avec la lancette doit être réitérée. C'est dans cette période inflammatoire que M. Broussais a traité beaucoup de malades au Val-de-Grâce ; il a pu avec succès recourir aux antiphlogistiques. Dans tous les cas, il avait affaire à des militaires dans la force de l'âge, l'élite physique de la population ; à des hommes qui n'avaient enduré aucune privation de nourriture, de vêtements, qui étaient dirigés à l'hôpital à la moindre indisposition. Pendant l'épidémie, un chirurgien restait de garde dans chaque caserne, et ne permettait pas à un malade, ou présumé tel, d'y séjourner le moins de temps.

### *Traitement du Choléra dans la période algide.*

Toujours fidèle et critique narrateur de ce que j'ai vu,

j'arrive au traitement de cette période terrible du choléra, appelée cyanique, algide, asphyxique, période de prolapsus. Alors ce n'est pas l'inflammation qu'il faut diagnostiquer, ce n'est pas elle qu'il faut vaincre; tous les systèmes qui l'établissent sont faux, s'ils n'étaient funestes. Sans doute, une congestion des plus rapides, des plus profondes, se fait vers les viscères abdominaux, pendant que la surface externe, que la peau ne participe plus à la circulation; le sang noirâtre y stagne; la vie cesse à l'extérieur; pervertie, elle n'occupe plus que l'axe central de l'individu; ainsi restreinte, elle est prête à s'échapper. Dans cet état de choses, désemplir le système vasculaire est une indication majeure; ce n'est pas en combattant une phlegmasie qui n'existe pas, c'est en diminuant la masse du sang, pour donner plus de liberté à la circulation qui s'enraye, pour faciliter les contractions impulsives du cœur, qui perdent leur tonicité; et c'est par un motif plus puissant encore que l'on recourt à la saignée, pour prévenir les inflammations, qui ne manqueraient pas de se déclarer dans la période de réaction; l'on agit donc pour le présent et pour l'avenir. L'ouverture de la veine est préférable aux sangsues; c'est au sang qui n'est plus vital qu'il faut s'adresser, ainsi que l'a fait ressortir, avec raison, M. Gendrin, dont la pratique est comptée au nombre des heureuses; les sangsues soustraient indifféremment le sang veineux et le sang artériel. La saignée est souvent très difficile; la veine ouverte, un caillot de sang s'écoule, et rien au-delà. On prépare la sortie du sang par un bain entier chaud, par un bain local, par des sinapismes, des frictions sur le membre supérieur, etc. Malgré tous ces auxiliaires, on ne peut toujours obtenir une saignée de quantité convenable. Les scarifications profondes et les ventouses n'amènent pas de sang. Les sangsues, posées sur la peau, restent comme sur une table de marbre. On ne saurait mettre trop de célérité pour réchauffer les malades: cylindre rempli d'eau bouillante aux pieds, sachets de son, de sable chauds, disposés le long du corps, entre les cuisses, et renouvelés. M. Clément avait imaginé et fait exécuter (par M. Bouchard, lampiste, rue des Noyers) un appareil fort ingénieux : c'est une boîte en zinc, à double fond, construite de deux parties articulées s'adaptant à la forme des membres inférieurs, elle les recevait dans son intérieur garni de laine, tandis que le double-fond renfermait de l'eau chaude; les mouvements du malade restaient, par conséquent, limités; la chaleur se communiquait d'une manière constante, uniforme. Cet appareil devait rendre de grands services, dans le transport des malades de l'ambulance ou de leur domicile, à l'hôpital. M. Clément, président de la Commission de salubrité du douzième arrondissement, l'a fait employer dans quelques-unes de ses ambulances.

L'urtication, les frictions ont été mises en usage; les frictions, qui devaient contribuer à diminuer les crampes, à ramener la chaleur, m'ont toujours paru peu efficaces; les frictions sur les membres causent un encombrement d'infirmiers; une partie du corps est toujours à découvert tandis que l'on frictionne, et l'on perd d'un côté le bénéfice que l'on obtiendrait de l'autre; elles sont pratiquées par des mains inégalement exercées, dans ces cas, souvent douloureuses, quelquefois intolérables. Mais il en est bien autrement des frictions pratiquées le long de la colonne vertébrale; elles excitent les mouvements respiratoires, favorisent la circulation, déterminent la diaphorèse tant désirée. Voici la composition que M. Clément a fait préparer, et dont j'ai surveillé si souvent l'usage; elle se rapproche du liniment hongrois :

| | |
|---|---|
| Alcool à trente-six degrés . . . | 4 décilitres. |
| Vinaigre . . . . . . . . . . . . . | 2 onces. |
| Farine de moutarde . . . . . . . | 4 gros. |
| Ails pulvérisés . . . . . . . . . | 1 cuillerée à café. |
| Poivre pilé . . . . . . . . . . . | 2 gros. |
| Poudre de cantharides . . . . | 1 gros. |
| Camphre . . . . . . . . . . . . | 2 gros. |

Laissez infuser pendant vingt-quatre heures.

L'odeur de ce liniment est très aromatique, et se confondrait avec le vinaigre des quatre voleurs. Il n'était pas rare que ces frictions, même réitérées, ne produisissent pas plus d'action que sur un cadavre; on vésicait, on cautérisait alors le long du dos, en plaçant des bandelettes de flanelle imbibées d'essence de térébenthine et d'ammoniaque liquide, l'on promenait sur ce mélange un fer à repasser chauffé. A l'hôpital de la Pitié, où j'ai vu M. le professeur Bouillaud exécuter le premier ce procédé, je puis assurer que des succès inespérés en résultaient. Dans des cas de mort très rapprochés, plusieurs fois j'ai fait rougir au feu un large marteau de fer, et m'en servais pour cautériser sur les gouttières vertébrales, en conduisant une raie de feu qui partait de chaque côté, depuis la base de l'occiput jusqu'au milieu de la région dorsale; toujours j'ai vu la sensibilité augmenter, et des signes plus évidents de vie se manifester. La peau des cholériques peut impunément se couper, se diviser; elle a cessé de vivre, et les opérations pratiquées sur elle perdent leur douleur accoutumée. Des vésicatoires ordinaires et des sinapismes ont été appliqués sur diverses régions, notamment sur la colonne vertébrale; des disques de papier gris non collé, trempés dans l'alcool, et auxquels on met le feu, produisent une cautérisation extemporanée, profonde en raison du nombre de disques superposés. C'est plutôt sur la région vertébrale que les topiques doivent être dirigés ; les nerfs sont plus sous-cutanés, plus nombreux, plus rapprochés de leur origine et des viscères à rappeler à leurs fonctions. J'insiste sur la médication externe ; je lui crois plus de vertu qu'aux médicaments internes ; les vomissements continuels, les évacuations alvines incessantes, rejettent toutes préparations ; mais il y a des intermittences dans cette super-sécrétion gastro-intestinale. J'ai vu administrer avec un bon résultat, pour arrêter le dévoiement, des lavements répétés toutes les quatre heures, et ainsi composés :

Extrait de ratanhia. . . . . . . . . . ʒiij.
Cachou. . . . . . . . . . . . . . . . ʒij.
Laudanum de Sydenham. . . . . . . 15 gouttes.
Solution d'amidon. . . . . . . . . . ℥viij.

En même temps on faisait boire au malade : vin de Malaga, une cuillerée à bouche toutes les deux heures, alternée avec égale quantité de la potion suivante :

Eau distillée de menthe poivrée . . . ℥iij.
Sirop d'écorce d'orange. . . . . . . . ℥j.
Protochlorure de mercure préparé à
la vapeur . . . . . . . . . . . . . . 12 grains.
Gomme arabique. . . . . . . . . . . ʒij.

Agitez au moment de se servir de la potion : le calomélas ne reste pas en suspension. Pour boisson, tisane de fleurs de tilleul et d'oranger, ou infusion de camomille chaude ou froide, au goût du malade préalablement enveloppé de couvertures de laine. Chez quelques malades, cette potion avec proto-chlorure de mercure, a été réitérée jusqu'à trois fois dans vingt-quatre heures ; elle m'a paru diminuer et modifier les matières excrétées. Sous son influence, la bile reparaissait dans les évacuations, la sueur se rétablissait.

L'on sait que le proto-chlorure de mercure est, depuis un temps immémorial, employé contre le choléra par les médecins anglais, dans les Indes. A des doses variées, ils attribuent une foule de propriétés à ce médicament qui est leur panacée.

MM. Récamier, Trousseau, et encore M. Clément, ont fait prendre à des cholériques, soit par haut, soit par bas, des doses de huit à dix onces de sulfate de soude dans l'espace de quelques heures; des résultats heureux en sont constatés. Ces purgatifs sont de la nature des médicaments dont l'emploi, dans le choléra-morbus, échappe le plus à la théorie : n'en est-il pas de même pour le tartre stibié, l'ipécacuanha, employés si fréquemment par des praticiens recommandables de tous pays?

*Traitement de la période de réaction.*

Dès que la plus légère réaction se montre, la médication doit changer : boissons froides, bientôt glacées; les vomissements persistant, potion de rivière, limonade, eau de Seltz, fragments de glace dans la bouche, cataplasmes émollients et narcotiques sur le ventre, vésicatoires aux cuisses, aux mollets. Suivant les indications, saignée du bras, application de sangsues aux apophyses mastoïdes, à l'épigastre, à l'anus. Cette période est celle des congestions phlegmasiques, des tendances typhoïdes; il faut les prévenir, les combattre à tout prix: c'est alors seulement que survient une convalescence longue, difficile. Il faut être méticuleux, à tous égards, sur-tout pour la quantité et la qualité des aliments, et se conduire comme dans la convalescence des maladies aiguës les plus graves. Je ne veux pas m'étendre sur les fièvres consécutives au choléra, sur les maladies qui lui succèdent; ces cas, à peu de choses près, rentrent dans la pratique ordinaire de la médecine.

*Statistique du choléra-morbus de Paris à l'Hôtel-Dieu et à l'hôpital de la Pitié.*

Pour atteindre le but que je me suis proposé, je vais donner le tableau par âge, profession, sexe, etc., des cholériques traités à l'hôpital de la Pitié, service de M. Clément. Des tableaux de ce genre se trouvent dans l'ouvrage fort instructif *Du Choléra oriental*, par M. LITTRÉ, ancien interne des hôpitaux de Paris.

Du 27 mars au 25 mai, il est entré à l'hôpital de la Pitié, inscrits dans les bureaux comme cholériques, 916 individus des deux sexes. Il en est décédé 430, sortis guéris 379; il en reste encore à l'hôpital 107. A l'hôtel-Dieu, depuis l'invasion jusqu'au 1er mai, il y était entré 2,052 cholériques; à la même époque, 1er mai, il en était sorti guéris 647, et 1,204 étaient décédés, ce qui fait près des deux tiers de morts. Après l'Hôtel-Dieu, l'hôpital de la Pitié est celui qui a reçu le plus de cholériques. Ces nombres, ces chiffres résultent des relevés faits dans les bureaux d'entrée des deux hôpitaux; mais tous les médecins savent que le diagnostic indiqué sur le registre d'entrée est ordinairement loin d'être exact, soit à cause de l'examen trop rapide du malade, soit à dessein prémédité, pour que l'on dirige plutôt un malade dans une salle que dans une autre, sur-tout depuis que des salles spéciales avaient été affectées aux cholériques, ce qui tendait à les éloigner de certains services. On prévoit bien que ce diagnostic, porté par d'autres que par le médecin qui doit soigner le malade, n'a aucune importance, et que celui-ci n'en tient jamais compte. Il faut encore évaluer le nombre des individus entrés à l'hôpital pour diverses maladies étrangères au choléra, et qui, dans l'établissement, en furent atteints; et le changement du nom de la maladie inscrite le jour de l'entrée, n'avait pas lieu; seulement, dans le cas où le malade venait à succomber, on spécifiait la cause de mort sur le registre du décès. Après ces explications, il est aisé d'arriver à cette conviction bien naturelle, que les tableaux statistiques, que les relevés de maladie et de causes de mort, ne peuvent et ne doivent être faits avec authenticité que dans les salles mêmes et par les médecins respectifs de ces salles, conditions qui n'existent jamais pour les relevés administratifs. Depuis l'invasion de l'épidémie, jusqu'au 25 mai, 160 cholériques ont été traités dans la division de M. Clément (hôpital de la Pitié). Le nombre des décès est de 68.

*Tableau par profession.*

| Professions. | Hommes. | Femmes. | Hommes. | | Femmes. | |
|---|---|---|---|---|---|---|
| | | | Vivants. | Décédés. | Vivantes. | Décédées. |
| Apprêteurs de peaux. | 1 | 3 | » | 1 | 2 | 1 |
| Balayeurs. | 5 | 2 | 2 | 3 | » | 2 |
| Bonnetiers. | 2 | 2 | » | 2 | » | 2 |
| Bouchers. | 1 | 2 | » | 1 | 2 | » |
| Boulangers. | 3 | 4 | 3 | » | » | 4 |
| Brasseurs. | 4 | 1 | 1 | 3 | 1 | » |
| Blanchisseurs. | 1 | 1 | » | 1 | 1 | » |
| Brunisseurs. | 2 | 4 | 2 | » | » | 4 |
| Brodeurs. | 3 | 2 | 3 | » | 2 | » |
| Brossiers. | 2 | 2 | 2 | » | 2 | » |
| Cartonniers. | 2 | 3 | » | 2 | 3 | » |
| Chamareurs. | 4 | 1 | 2 | 2 | 1 | » |
| Charbonniers. | 2 | 3 | 2 | » | » | 3 |
| Charcutiers. | 2 | » | 2 | » | » | » |
| Charpentiers. | 2 | » | » | 2 | » | » |
| Chiffonniers. | 4 | 3 | 4 | » | » | 3 |
| Cloutiers. | 4 | 2 | 3 | 1 | 2 | » |
| Cochers. | 3 | » | 3 | » | » | » |
| Commissionnaires. | 2 | 1 | 2 | » | 1 | » |
| Cordonniers. | 5 | 1 | » | 5 | 1 | » |
| Couverturiers. | 3 | 2 | 3 | » | » | 2 |
| Cuisiniers. | 3 | » | 2 | 1 | » | » |
| Couturières. | » | 2 | » | » | 2 | » |
| Domestiques. | 2 | » | » | 2 | » | » |
| Épiciers. | 2 | 1 | 2 | » | 1 | » |
| Fruitiers. | 3 | 3 | 3 | » | 3 | » |
| Garçons md de vin. | 2 | » | » | 2 | » | » |
| Garde-malades. | 3 | 3 | 3 | » | » | 3 |
| Infirmiers. | 3 | 4 | » | 3 | 3 | 1 |
| Jardiniers. | » | 4 | 2 | » | 4 | » |
| Journaliers. | 2 | » | » | » | » | » |
| Maçons. | 4 | » | 1 | 3 | » | » |
| Menuisiers. | 4 | » | 2 | 2 | » | » |
| Mds des 4 saisons. | 2 | 3 | 2 | » | 2 | 1 |
| Militaires. | 1 | » | 1 | » | » | » |
| Porteurs d'eau. | 2 | » | » | 2 | » | » |
| Sans état. | » | 1 | » | » | » | 1 |
| Tailleurs d'habits. | 8 | » | 6 | 2 | » | » |
| Terrassiers. | 2 | » | » | 2 | » | » |
| | 100 | 60 | 58 | 42 | 33 | 27 |

Total général. . . . . . . . . 160 individus.

*Autre tableau par âge.*

| AGE. | HOMMES. | FEMMES. | VIVANTS. | DÉCÉDÉS. |
|---|---|---|---|---|
| 13 | 4 | 1 | 2 | 2 |
| 18 | 2 | » | 2 | 1 |
| 19 | 1 | 1 | 1 | 1 |
| 22 | 4 | 1 | 4 | 1 |
| 23 | 3 | 2 | 4 | 1 |
| 24 | 5 | 1 | 4 | 2 |
| 25 | 3 | » | 5 | » |
| 26 | 1 | 1 | 2 | » |
| 29 | 4 | » | 3 | 1 |
| 31 | 2 | 1 | 2 | 1 |
| 34 | 3 | 1 | 3 | 1 |
| 37 | 4 | 5 | 6 | 2 |
| 38 | 3 | 3 | 4 | 2 |
| 40 | 6 | 3 | 5 | 4 |
| 42 | 3 | 1 | 3 | 1 |
| 48 | 5 | 4 | 6 | 3 |
| 52 | 4 | 4 | 4 | 4 |
| 57 | 3 | 2 | 3 | 2 |
| 58 | 4 | 3 | 5 | 2 |
| 60 | 3 | 5 | 3 | 5 |
| 63 | 4 | 4 | 4 | 4 |
| 68 | 6 | 2 | 3 | 5 |
| 71 | 4 | 7 | 6 | 5 |
| 78 | 8 | 2 | 4 | 6 |
| 79 | 4 | 3 | 3 | 4 |
| 80 | 4 | 4 | 1 | 5 |
| 82 | 2 | 3 | » | 5 |
|  | 99 | 64 | 92 | 68 |

Total général. . . . . . . . . . 160 individus.

## *Conclusion.*

J'ai rapporté les principales sources de traitement, les principales indications thérapeutiques à employer contre l'épidémie actuelle; elles sont encore nombreuses, et leur choix demande un médecin habile : heureux si, témoin du fléau, il a déjà lutté contre lui : il aura moins à redouter l'incertitude et l'insuccès d'une première expérience. Et comme pour le médecin, rien ne peut remplacer l'observation, à quoi bon viendrai-je accumuler davantage et la variété et la dose de médicaments dont il n'a pu juger l'effet ?

Je me suis dispensé, en parlant des caractères anatomiques du choléra, de rapporter les analyses chimiques faites des différents liquides appartenant à cette maladie, soit pendant la vie, soit après la mort; des chimistes distingués ont exécuté ce travail, et je ne sache pas que la chimie animale ait fourni beaucoup de données utiles. J'aurais également pu faire des découvertes microscopiques; la loupe devant l'œil, poursuivre et grossir des globules : le monde au-delà du visible est si vaste ! mais je craignais de me perdre dans les infiniment petits.

Dans d'autres articles, je traiterai du mode de transmission du choléra; à quoi tient qu'il se propage rapidement; qu'il se ralentit tout d'un coup; qu'il reparaît ensuite dans les mêmes lieux, ou plus loin, sans modifier son caractère. Je dirai ce que vaut, suivant moi, l'opinion de la contagion, question aussi long-temps débattue entre l'ignorance et la mauvaise foi, que le siége de l'ame le fut par les théologiens.

# TABLE RAISONNÉE

## DES MATIÈRES.

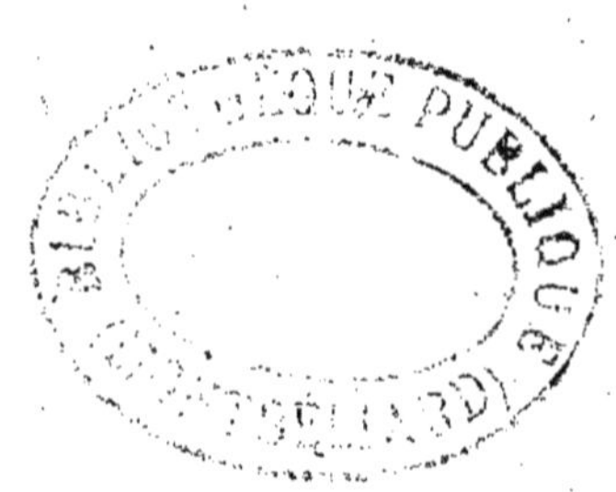

IMPRIMERIE D'HIPPOLYTE TILLIARD, RUE DE LA HARPE, N° 88.

www.ingramcontent.com/pod-product-compliance
Ingram Content Group UK Ltd.
Pitfield, Milton Keynes, MK11 3LW, UK
UKHW021128230726
13926UKWH00002B/662

9 782016 167649